Bouvier

Discours
[sur] la Meilleure Méthode
[d'é]tudier l'Anatomie.

P. 1824

Messieurs,

Tout est dit sur l'importance de l'étude à laquelle nous allons nous livrer. L'anatomie et la physiologie peuvent être considérées comme deux branches d'une même science, de toute celle, qui doit intéresser le plus vivement l'homme, puisqu'elle a pour but la connaissance de l'homme lui-même. La première nous dévoile la structure du corps humain, nous fait pénétrer dans les replis les plus cachés de son organisation; la seconde nous initie, pour ainsi dire, dans les mystères de son existence, en nous le montrant animé dans toutes ses parties, en nous révélant la manière dont chacune d'elles concourt à la conservation du tout.

Par l'une et l'autre le médecin est instruit du siége des maladies, de leur nature; il démêle leurs symptômes, prévoit leur issue, connaît leurs différences, et arrive enfin aux méthodes les plus sûres de les traiter et de les guérir. Guidé par elles, il porte sans crainte le fer et le feu au milieu de nos parties souffrantes, et les délivre de maux qui auraient inévitablement amené leur destruction.

Ce n'est pas seulement au médecin que la science de l'homme physique peut rendre d'importants services. Le physicien, le chimiste, découvrent dans l'organisation humaine et dans ses phénomènes des constructions admirables, des opérations merveilleuses, dont une étude approfondie peut agrandir la sphère des sciences qui font le sujet de leurs méditations. Le métaphysicien y reconnaît son impuissance à expliquer tout l'homme morale par l'homme physique, et y admire en même temps des traces continuelles d'une prévoyance infinie. Le philosophe, le moraliste, y trouvent les moyens d'apprécier l'influence si grande du physique sur le moral. Le peintre, le sculpteur, y puisent les vraies beautés de leur art, celles qui existent dans la nature. Toutes les sciences, tous les arts qui ont rapport à l'homme doivent naturellement s'éclairer de l'anatomie et de la physiologie humaine.

Mais cette étude, si indispensable au médecin, si utile aux personnes les plus étrangères à l'art de guérir, est hérissée de difficultés; l'anatomie sur-tout, par la multiplicité des détails qu'elle embrasse, par le nombre et l'extrême diversité de nos parties, par la répugnance qu'inspirent naturellement les tristes débris nécessaires à son étude, offre de tels obstacles, exige une telle persévérance, qu'il est peu de personnes qui ne soient rebutées dès les premiers pas et qui conservent leur première ardeur assez long-temps et assez constamment pour arriver au but; et cependant rien n'est à négliger, dans l'étude de l'anatomie, pour celui qui se voue à la pratique de la médecine; tout importe dans l'organisation, parce que tout se lie.

Pour surmonter ces difficultés, pour vaincre ou même faire disparaître en partie ces obstacles, il est un moyen usité dans l'étude des sciences en général, et d'autant plus nécessaire qu'elles présentent plus de complication : c'est le choix d'une méthode qui nous offre les faits dans l'ordre le plus avantageux pour les graver dans notre mémoire, qui exerce notre esprit sans le fatiguer et qui ne nous oblige pas à plus d'efforts que la matière elle-même n'en exige. Par-là sans doute le domaine de la science n'est point retréci; mais on y chemine, si je puis m'exprimer ainsi, avec aisance; parcourant successivement et avec facilité chacune de ses parties, on finit par arriver au terme sans avoir songé aux difficultés de l'ensemble; c'est le fil d'Ariane, qui nous conduit pas à pas, et nous aide à sortir de ce nouveau labyrinthe. Ce n'est pas aujourd'hui qu'il est besoin d'insister sur les avantages que l'on retire dans les sciences d'une méthode appropriée à la forme de l'esprit humain, lorsqu'une pareille méthode est suivie avec plus ou moins de succès dans toutes les sciences naturelles, en physique, en chimie, en histoire naturelle, en botanique, etc.

Quelle est donc, en anatomie, la méthode la plus propre à nous aplanir les voies, et à assurer nos progrès dans la connaissance de l'organisation? Plus l'étude offre ici de difficultés, plus il importe de résoudre cette question.

La division assez naturelle de nos parties en os, muscles, vaisseaux, nerfs, viscères, a fait depuis long-temps partager l'Anatomie en Ostéologie, Myologie, Angéiologie, Névrologie et Splanchnologie, ou Traité des os, des muscles, des vaisseaux, des nerfs, des viscères. L'ordre dans lequel on considère ces différentes parties est fondé sur le rôle qu'elles remplissent dans la construction mécanique du corps. On commence par l'étude des os, parce qu'ils servent de base et de soutien à tout l'édifice; les muscles les suivent immédiatement, comme ayant avec eux des connexions intimes, et comme l'emportant, pour la masse, sur les autres parties molles; les vaisseaux et les nerfs, supportés par ces premiers fondements, leur succèdent dans l'étude : on termine par les viscères, que le reste renferme, soutient ou concourt à former.

Mais deux choses s'offrent à notre examen dans chaque partie, la conformation ou structure qui lui est propre, et ses points de contact, connexions, rapports de situation, avec toutes celles qui l'environnent, de quelque nature que soient ces dernières.

Réunirons-nous ces deux points de l'étude de manière à représenter fidèlement, dans la description de chaque partie, l'énumération de toutes celles qui la touchent, en nommant, par conséquent, les mêmes points de contact autant de fois qu'il y a de parties qui les présentent? Telle est la méthode généralement en usage depuis Desault, qui insista plus qu'on ne l'avait fait avant lui sur l'anatomie de *rapport*, et qu'une étude particulière qu'il avait faite des mathématiques porta, comme nous l'apprend Marc-Antoine Petit, dans son *Éloge*, à multiplier dans le langage anatomique les faces et les bords, afin de pouvoir déterminer avec exactitude toutes les particularités de la conformation.

En effet, on a soin, dans la description des os, par exemple, de n'omettre aucun des muscles implantés à leur surface, aucun des vaisseaux reçus dans leurs sillons ou gouttières, aucun des nerfs traversant leurs trous ou canaux. De même, dans la Myologie, on fait à l'article de chaque muscle le tableau complet, autant que possible, non seulement de tous les organes analogues qui ont avec lui quelque point de contact, mais encore celui des vaisseaux, des nerfs, etc., qui passent sur ses côtés, longent quelqu'un de ses bords, ou reposent sur quelqu'une de ses faces. La description des vaisseaux renferme également l'énumération de tous leurs rapports de situation, et entre eux, et avec les parties dont l'étude a précédé la leur, et avec les nerfs, les viscères, qui les suivent : même manière de procéder dans la Névrologie et la Splanchnologie.

Il suffit du plus léger examen pour s'apercevoir des inconvénients attachés à cette méthode. En présentant à celui qui débute dans la carrière des objets qu'il peut voir, toucher, dont il peut apprécier toutes les qualités, et en lui nommant en même temps une foule d'objets qui lui sont totalement inconnus, dont il ne se fait pas même une idée, on double son travail tout en diminuant ses forces, on détourne son attention de ce qui est sous ses yeux par les efforts qu'exige de sa part ce qu'il ne voit pas, on fatigue son esprit sans l'instruire, et le dégoût suit de près la fatigue. « En toute science, en toute connaissance, dit Rollin, il est naturel de passer d'une chose qui est connue et claire à une chose qui est inconnue et obscure. » Or, celui qui commence l'étude de l'anatomie par celle des os n'ayant aucune connaissance des muscles, vaisseaux, etc., il est naturel qu'il s'occupe d'abord uniquement des premiers, pour passer aux seconds, quand ceux-là seront pour lui une chose connue et claire. L'application du même précepte aux muscles aura la même conséquence, par rapport aux parties dont l'étude suit la leur; et il en sera de même pour celles-ci, si l'on a égard à leur ordre de succession.

Cette méthode est celle que l'on a adoptée en Chimie, où, dans l'étude particulière des corps on ne met en contact chacun d'eux qu'avec ceux qui ont déjà été décrits, afin d'éviter des détails inintelligibles et des répétitions sans nombre. Qu'arrivera-t-il si l'on suit une marche opposée? Ou le commençant négligera entièrement des notions étrangères à l'objet principal de son étude, et dans ce cas ces notions deviennent inutiles; ou il s'efforcera de graver dans sa mémoire des mots pour lui vides de sens, et alors le but sera manqué, car des faits qui n'auront pu être saisis, ne pourront être conservés.

Un second inconvénient de cette marche est de disséminer dans des descriptions isolées, et souvent très éloignées les unes des autres, les points de contact qu'ont entre elles des parties situées dans la même région, tandis qu'en considérant leur arrangement une fois pour toutes, outre que l'on éviterait des répétitions fastidieuses, on obtiendrait encore l'avantage de prendre sur-le-champ une idée nette et complète de l'ensemble. Un exemple fera mieux sentir ceci. Supposons que l'on veuille arriver, par la méthode ordinaire, à une connaissance exacte de la région du col, de l'arrangement et de la situation respective de toutes les parties que l'on y rencontre : on considérera pour cela, dans l'Ostéologie, les connexions des os avec les parties molles de la région; dans la Myologie, celles de chacun de ses muscles nombreux avec chacun des vaisseaux, des nerfs, etc., qui y sont situés; dans l'Angéiologie, la Névrologie, celles de ces mêmes parties avec les autres, à mesure qu'elles se présenteront à l'étude. N'est-il pas évident que pour se retracer, après ce long et pénible travail, la disposition générale et l'arrangement particulier de tous les éléments dont le col est formé, il faudra rassembler, par un nouveau travail, les notions éparses et confuses que l'on aura acquises ou dû acquérir dans le premier?

Un autre désavantage de la méthode dont il s'agit dépend de ce que certaines parties sont, pour ainsi dire, communes, résultent de la réunion des autres, ou opèrent cette réunion, ou bien servent d'enveloppe générale à plusieurs d'entre elles. Ces parties n'appartenant pas plus aux muscles qu'aux os, aux vaisseaux, aux nerfs, etc., ne trouvent point leur place dans les sections particulières de la science, ou si elles sont rangées dans quelqu'une de ces divisions, leur description est nécessairement tronquée et imparfaite.

Les aponévroses *dites* d'enveloppe sont dans ce cas. Communes à toutes les parties qu'elles embrassent, étroitement unies avec les muscles, pourvues de canaux ou d'ouvertures particulières pour les vaisseaux et les nerfs, fixées sur les os, souvent confondues avec le tissu cellulaire, la plupart de ces membranes ne peuvent être parfaitement connues et étudiées avec fruit, si l'on ne les considère par rapport à tous ces organes, en ayant égard en même temps à la disposition respective de ceux-ci. Aussi plusieurs particularités importantes de leur conformation avaient-elles échappé jusqu'à ces derniers temps aux anatomistes même les plus exercés. La connaissance toute moderne des lames aponévrotiques qui avoisinent et forment en partie les ouvertures par lesquelles se font les hernies, de celles qui ferment le détroit inférieur du bassin et entourent ou revêtent les parties que l'on intéresse dans l'opération de la taille, de l'aponévrose d'enveloppe que l'on remarque à la partie antérieure du col, de plusieurs membranes du même genre qui recouvrent de gros vaisseaux dont on pratique quelquefois la ligature, est une preuve suffisante de ce fait, que l'on doit certainement attribuer à la méthode que l'on a généralement suivie dans l'étude et dans l'enseignement de l'Anatomie.

On a dit, en faveur de cette méthode, que l'exposition répétée des *rapports* des organes dans la description de chacun d'eux, devait les mieux graver dans la mémoire et faciliter l'intelligence des descriptions en en faisant connaître d'avance une partie. Mais, si ces rapports sont une fois bien compris, les reproduire de nouveau, c'est agrandir inutilement le champ de l'étude, déjà trop vaste, et il serait plus naturel d'en offrir une seule description complète, que de les représenter sans cesse partiellement à l'esprit. Quant à la prétendue facilité qui résulterait de cette méthode pour l'intelligence des descriptions, j'ai montré plus haut les inconvénients qu'elle présente pour les commençants, et même en leur supposant une mémoire assez heureuse pour retenir, avec les détails des objets qu'ils ont sous les yeux, les noms et plusieurs particularités de ceux qu'ils ne connaissent pas encore, il resterait à démontrer la nécessité de cette description anticipée, pour l'intelligence de celles qui la suivront. Mais qui ne voit que cette nécessité n'est point réelle? Dès que l'on a une idée nette d'une éminence, d'un trou appartenant à un os, n'est-on pas apte à concevoir, sans nulle difficulté, l'attache que la première fournit à un muscle, le passage qu'un vaisseau, un nerf, trouvent à travers le second, quand ces particularités viendront à se présenter? Faut-il savoir d'avance qu'un muscle touche ceux qu'il cache à la vue, pour comprendre, dans l'étude de ceux-ci, qu'ils sont recouverts par celui-là; qu'une artère avoisine un muscle, pour reconnaître qu'elle passe à côté de lui, lorsqu'on observera son trajet; qu'un nerf marche le long d'une artère, pour s'apercevoir de leur contact, en s'occupant du premier, après que l'on a une connaissance exacte de la seconde?

Ce n'est donc pas en même temps que l'on étudie les détails de conformation des diverses parties, que l'on doit s'occuper de leur arrangement: celui-ci doit être considéré à part. En un mot, il faut séparer l'étude détaillée des rapports ou point de contact, de celle des parties qui les présentent, commencer par connaître les éléments, avant de passer à la manière dont ils sont réunis pour constituer le tout. Simplicité, clarté, précision, tels seront les avantages de cette nouvelle marche : complication, obscurité, longueurs, voilà ce qui caractérise l'ancienne. L'une nous présente les notions des objets dans l'ordre le plus propre à nous les faire saisir, et de manière à ce que chacune, s'éclairant de celles qui la précèdent, éclaire à son tour celles qui la suivent. L'autre nous offre confusément un amas de connaissances que nous ne pouvons acquérir qu'avec les plus grands efforts, et en exige de plus grands peut-être pour les conserver. Une complication prématurée, dans celle-ci, tend sans cesse à nous écarter du but; une complication graduelle, dans celle-là, nous y conduit par une pente douce et insensible.

Il est, à la vérité, des particularités de la situation respective des organes, que l'on ne peut séparer de leur étude spéciale, parce qu'elles servent à caractériser leur disposition dans le corps humain; mais il est toujours facile de n'admettre que les notions indispensables pour bien établir celle-ci, et de ne les prendre que dans des notions déjà acquises. Ainsi, la disposition générale d'un muscle est suffisamment déterminée, si l'on considère sa situation par rapport aux os et aux téguments, ou aux muscles qui le recouvraient, et dont l'étude a précédé la sienne; ainsi la situation d'un vaisseau relativement aux os, aux muscles, à la peau, donne, sur son trajet dans le corps, des notions suffisantes à celui qui veut connaître cet organe en lui-même. Remarquez d'ailleurs que, dans cette étude qui se compose par degrés, les dernières notions que l'on acquiert complètent les premières, et que les organes examinés en dernier lieu, comme les viscères, peuvent l'être dans tous leurs détails de situation par rapport aux autres. Aussi quelques personnes qui n'ont point adopté sans restriction la méthode de Desault, se sont-elles tenues à cette indication sommaire des rapports principaux de situation, qui est jointe à chaque description particulière, suivant en cela l'exemple d'anatomistes plus anciens : MM. Sœmmering, Meckel, ont suivi cette marche dans leurs excellents traités d'Anatomie. Mais le médecin, l'opérateur, ne peuvent se contenter de ces notions imparfaites sur l'arrangement réciproque des parties. Après avoir pris une connaissance exacte des éléments du corps humain, il est indispensable d'en étudier avec soin l'ensemble, de les considérer dans la place qu'ils occupent les uns à côté des autres, si l'on veut avoir une idée claire de leurs nombreux rapports. C'est l'unique moyen d'atteindre en Anatomie ce point où, suivant l'expression de M. le professeur Béclard, on agit sur les parties recouvertes des téguments, comme si elles étaient transparentes, et comme si l'on voyait l'instrument passer au milieu d'elles.

Au résumé, ne s'arrêter aux points de contact des organes, dans leur étude particulière, qu'autant qu'ils se présentent pour ainsi dire d'eux-mêmes; les négliger toutes les fois qu'on ne peut les saisir facilement, soit parce qu'ils ne peuvent être aperçus, soit parce que tous les organes qui les offrent ne sont pas connus; revenir, après les études particulières des divers genres d'organes, sur le corps et ses différentes parties ou *régions*, prises dans leur totalité; en un mot, distinguer, dans l'étude de l'organisation, celle de ses éléments et celle de leur ensemble : telle me paraît être la méthode la plus convenable à suivre dans l'étude de l'Anatomie.

D'après ces considérations, le plan de notre cours d'Anatomie est tracé d'avance. Il comprendra, comme ceux que nous avons faits depuis plusieurs années, deux parties : la première sera consacrée à la description particulière des os, des muscles, des artères, des veines, etc., considérés en eux-mêmes; dans la seconde, toutes ces parties seront examinées dans leurs *rapports* de situation, dans leur arrangement entre elles, et dans l'ensemble qui résulte de leur réunion. Cette seconde partie sera ce que l'on a proposé d'appeler l'*Anatomie des régions,* parce que l'on y considère successivement les différentes régions du corps et toutes les parties qu'elles contiennent, sans avoir égard à leur différence de nature; genre d'étude dont la nécessité, pressentie par

Winslow, Desault et plusieurs autres anatomistes, est aujourd'hui bien reconnue, quoique l'on ne s'y livre pas généralement, sans doute, faute d'un guide qui embrasse dans toute son étendue cette partie importante de la science, dont quelques fragments seulement ont été publiés.

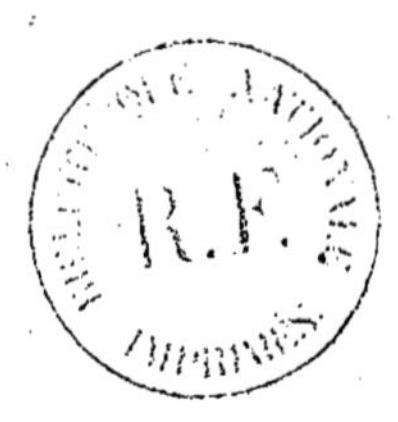

www.ingramcontent.com/pod-product-compliance
Ingram Content Group UK Ltd.
Pitfield, Milton Keynes, MK11 3LW, UK
UKHW012133240726
13965UKWH00005B/2145

9 782012 971936